足活30

かんたんBEST

100歳まで歩くために

東京新聞

はじめに

　はじめまして。医師の岡部大地です。日本唯一の足の総合病院である下北沢病院（東京都世田谷区）で週1日ほど勤務しながら、100歳まで歩ける社会をつくることを目指して、オーダーメイドインソールや足の健康診断サービスを開発・提供する事業をしています。

　私は医学生の時に予防医学に人生を賭けると誓い、様々な活動や研究に取り組む中で自分自身の歩き方が悪く、外反母趾（がいはんぼし）や扁平足（へんぺいそく）があると気づき、姿勢を整える機能の高い「硬性立体インソール」を試したところ、劇的に症状が改善しました。その体験から下北沢病院で硬性立体インソールを処方し始めたところ、みるみるうちに患者さんの症状が改善されていきました。ただ残念なことに、日本では硬性立体インソールが普及しておらず、患者さん個人個人にぴったりなものは見つけにくい状況でした。そこで全国に届けるために、遠隔から足の写真で作れる硬性立体インソールを提供する事業を

起こしました。さらに足の問題を早く見つけられるように足の健康診断サービスを始めました。

　あなたは自分の足の健康状態をご存知ですか。ほとんどの方は、きちんと足の専門家に診てもらったことがないのではないでしょうか。専門家が診れば3秒ほどでどんな足か大まかに評価できますが、日本では足の医学があまり普及していません。そのため医療者ですら自分の足が健康かどうか知らない人がほとんどです。

　日本に足の医学が普及していない理由に、欧米に比べて靴文化が数百年遅かったことがあります。欧米では靴文化に合わせて「足病医学（そくびょう）」と呼ばれる足の医学が発展し、足病医（podiatrist）がいます。足病医とは外科医や内科医などの医師ではなく、学部や資格試験が別の歯医者のような存在で、例えばアメリカでは15,000人ほどいますが、日本には足病医の国家資格がありません。そのため日本では、足を診て

もらう機会がなかなかなく、その結果、多くの足トラブルが放置されています。足を大切にすることは、健康寿命を延ばすカギです。まず足をチェックし、状態に合わせて適切に対応すれば、自分の足で長く歩けることにつながり、より充実した人生を歩めます。

　本書では、100歳まで歩けるような足をつくる活動、略して「足活」を学べます。本書を読めば、足を診てもらう機会の少ない日本でも、自分の足をチェックでき、どうすればよいか分かります。10年以上予防医学に取り組み続け、足病医学を学んできた私と仲間が、100歳まで歩くためのエッセンスを30の足活に凝縮しました。ぜひ生活に取り入れ、あなたの人生に活かしてください。

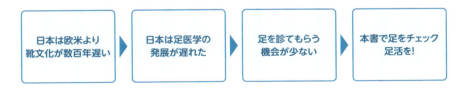

足活が大事な理由

　あなたはずっと自分らしくいたいと思いませんか？
　足活を生活に取り入れると、足から全身の姿勢が整います。歩けなくなる根本原因の1つは、身体の「ゆがみ」。ゆがみが痛みになり、痛みを繰り返すうちに骨の変形や筋力の衰えに至り、歩けなくなります。
　足腰の痛みなどの筋骨格系疾患は要介護の原因の3分の1を占め、健康寿命を縮める最大要因になっていることがデータから明らかになっています。
　つまり足活でゆがみを整えると、歩けなくなる根本原因にアプローチでき、要介護を予防し、より長く自分らしく暮らせることにつながります。足を大切にすることの重要性が社会全体に広がれば、11兆円を超えた日本の介護費を抑制し、健康寿命の延伸を促し、活動的な社会になっていくのではないでしょうか。
　足が大事な理由は2つです。
　1つは「足が身体の土台である」こと。身体の中で最も体重がかかるのが足です。建物の土台が崩れたら天井まで傾いてしまうように、身体の土台である足がしっかりしていないと、全身に影響します。
　もう1つは「足が歩くときに唯一地面に触れる接点である」こと。身体の動きの起点になるのも足なので、スタートの動きが悪いと全身に影響します。
　しかしながら、足はゆがみやすいものなのです。人はつちふまず

などの足のアーチをたわませることで、歩く時の衝撃を和らげています。それでも1日8000歩歩けば1年で約300万回、50年で約1億5000万回も足は地面に叩きつけられますから、その蓄積の結果として、高齢になるにつれて足のアーチが崩れてしまうのです。

　足のアーチが崩れると全身へゆがみが連鎖し、外反母趾や、日本では推定2350万人（40歳以上）が抱えているといわれる変形性ひざ関節症の原因になります。腰痛や肩こり、頭痛の一因になることもあるのです。

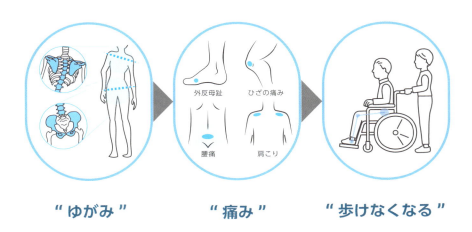

歩けなくなる原因

"ゆがみ"　　"痛み"　　"歩けなくなる"

足活のメリット

　足活は、足元から全身を整えることができます。基礎となる土台からしっかりと築き上げられた建物のようなもので、より長く歩ける強い足腰をつくれます。

　オーストラリアで行われた研究では、足によいインソールや靴を活用しながら足の専門医が関わると、足に痛みを抱えていた高齢者の転倒が36%、骨折が85%減ったと報告されています。

　私は実際に、患者さんから足活の効果を感じています。私はコロナ禍の影響で歩かなくなり足に痛みが出た患者さんを何人も診てきました。足の痛みのために歩くことを控え、歩かないことで筋力が衰えて、少し歩いただけで足腰が痛むという悪循環に陥っていたのです。そこで、診療の一環として足活に取り組んでもらったところ、その悪循環を断ち切り、以前より長く歩けるようになったという喜びの声を頂きました。足活で強い足腰を作ることでより長く歩け、長く歩けるから元気でいられる好循環ができたわけです。

　足活は子どもにも重要です。骨格は20歳までに完成するため、正しく足の成長を促すことができ、生涯にわたって好影響をもたらします。

　そして誰にとってもより長く歩けるだけでなく、例えばスポーツなら、パフォーマンス向上やケガ予防にもなります。20代の女性で、足活を取り入れたことで、夕方にいつも感じていた足の疲れが軽くなったと言っていた方もいました。

身体の変化

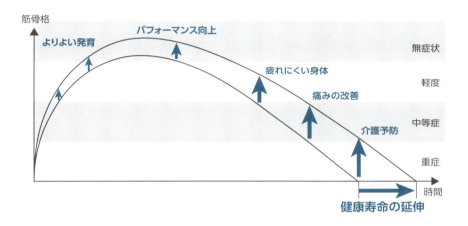

足活のメリット

- 足やひざの痛みに悩まされずに済む
- 腰痛、肩こりが軽減する
- 転倒や骨折、寝たきりを防ぐ
- バランス能力が高まる
- スポーツのパフォーマンスが上がる
- 姿勢がよくなる
- ウォーキングを長く続けられる
- ケガを防ぎ、スポーツや趣味を楽しめる
- 歩きやすくなり、旅行を楽しめる

あなたはどの足タイプ？

　足は大まかに3つのタイプに分けられます。足のアーチが普通のタイプ、低いタイプ、高いタイプです。34ページの「アーチ筋トレーニング」のセルフCHECKを参考に、自分の足のアーチの高さを確認しましょう。椅子に座り、足に体重を加えます。つちふまずに人差し指を入れ、真上から見ます。

1. 第1関節くらいまで隠れる → **足のアーチが普通のタイプ**
2. 指先しか隠れない → **足のアーチが低いタイプ**
3. 第2関節くらいまで隠れる → **足のアーチが高いタイプ**

　タイプ別の特徴とおすすめの足活を4つずつお伝えします。

　なお足のタイプには、遺伝的な要因と環境的な要因の両方が影響しています。例えば、遺伝的に足のアーチが高い人もいますし、幼少期に大きい靴を履いていたなど靴環境が悪くて足のアーチが低くなる人もいます。本書では足活を取り入れやすくするために3つのタイプに分けていますが、本来足の形は人の顔の形ほど個性があり、個人の特徴によって起きやすい足トラブルは異なります。どの足のタイプがいい悪いというわけではなく、自分の足のタイプに合わせて足活を取り入れて、それぞれが自分だけの足を大切にしていきましょう。

足のアーチが普通のタイプ

● **特徴**

足トラブルは起きにくい可能性がある。大股で速く歩けるようにする足活がおすすめ。

● **おすすめの足活とその理由**

1) 足活ウォーク⑮ …………大股で歩けるようにするため
2) 足活ストレッチ③…………股関節の柔軟性を高めるため
3) 足活トレーニング⑪ ……足腰を強くするため
4) 足活シューズ㉒ …………足のゆがみを予防するため

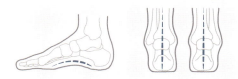

足のアーチが低いタイプ

● **特徴**

足が安定しないためふらつきやすい。外反母趾や扁平足に至りやすく、足の痛みが起きやすい。身体を安定させる足活がおすすめ。

● **おすすめの足活とその理由**

1) 足活トレーニング⑧ ……アーチを支える筋肉を鍛えるため
2) 足活トレーニング⑨ ……足指の関節が固くなりやすいため
3) 足活ウォーク⑰ …………内股になりがちなため
4) 足活シューズ㉓ …………アーチを整えるため

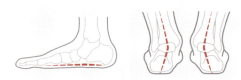

足のアーチが高いタイプ

●**特徴**

足が安定しやすい一方で、地面からの衝撃を吸収しにくい。衝撃吸収力や柔軟性を高める足活がおすすめ。

●**おすすめの足活とその理由**

1）**足活ストレッチ**①………アキレス腱が硬くなりやすいため
2）**足活ストレッチ**②………ふとももの裏の柔軟性を高めるため
3）**足トレーニング**⑩………お尻を鍛えつつ足の柔軟性を高めるため
4）**足活シューズ**㉔………屋内での衝撃を和らげるため

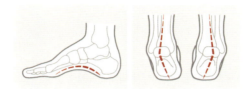

足活30の使い方

本書では、30の足活を5つのカテゴリーに分けて解説しています。

1. 足活ストレッチ ……………足から全身の柔軟性を高める
2. 足活トレーニング ………歩くための足腰の筋力をつける
3. 足活ウォーキング ………綺麗な姿勢や歩き方を身につける
4. 足活シューズ ……………足に良い靴やインソールを知る
5. 足活ケア …………………正しい足のケア方法を身につける

　どのカテゴリーから始めても構いません。おすすめは各カテゴリーを1つずつ順に実践することです。生活に取り入れやすくなります。そのため新聞で連載していた時には、なるべく各カテゴリーから1つずつ順に掲載していました。

　各カテゴリーの6つの足活はおすすめ順です。各項の「セルフCHECK」で自分の状態を把握してやってみましょう。大きい問題点ほど改善できれば効果も大きいです。状態が悪いせいで難しいこともありますが、改善できそうであれば重点的に行いましょう。

　足活における最大のポイントは「継続」です。ダイエットや禁煙も継続が大事なのと同じですね。ただし誰しも継続は難しいもの。継続のコツは「環境を整える」ことです。例えばカテゴリー4の足活シューズの内容は環境を整えやすく、自然と続けられます。もう1つのコツは、ステップに分けて「少しずつ継続できることを増やす」ことです。

　さらに自分に合う内容なら効果を感じやすくておすすめです。まずはあなたの足に合った足活を確認しましょう。

※あしは本来「脚」と「足」で部位が違いますが、本書では統一して「足」を使用しています

目次

はじめに ……………………………………………………………… 3
足活が大事な理由 …………………………………………………… 6
足活のメリット ……………………………………………………… 8
あなたはどの足タイプ？ …………………………………………… 10
足活 30の使い方 …………………………………………………… 13

第1章　足活ストレッチ

1　アキレス腱（腓腹筋）ストレッチ ……………………………… 18
2　前屈ひざ伸ばしストレッチ ……………………………………… 20
3　前後開脚ストレッチ ……………………………………………… 22
4　足首まわし ………………………………………………………… 24
5　足指ほぐし ………………………………………………………… 26
6　大胸筋ストレッチ ………………………………………………… 28
Column1　子どもの足が特に大事な理由 ……………………… 30

第2章　足活トレーニング

7　かかと上げ ………………………………………………………… 32
8　アーチ筋トレーニング …………………………………………… 34
9　足指ジャンケン …………………………………………………… 36
10　足の振り子エクササイズ ……………………………………… 38
11　スクワット ……………………………………………………… 40
12　片足立ち ………………………………………………………… 42
Column2　指のあいだのパッドは効果がある？ ……………… 44

第3章　足活ウォーク

13　姿勢改善のコツ①〜上を向いてからあごを引く〜 ………… 46

14	姿勢改善のコツ②〜一度足指を上げる〜	48
15	きれいに歩くコツ①〜腰をひねる〜	50
16	きれいに歩くコツ②〜腕の振り方〜	52
17	きれいに歩くコツ③〜つま先はやや外にする〜	54
18	きれいに歩くコツ④〜ひざを伸ばす〜	56
Column3	モデルのような歩き方はよい?	58

第4章　足活シューズ

19	足に良い靴の選び方①〜足を横から支える〜	60
20	足に良い靴の選び方②〜足を下から守る〜	62
21	足サイズの計測	64
22	正しい靴の履き方	66
23	硬性立体インソールの利用	68
24	インソール入り室内履きの利用	70
Column4	インソールは履き続けるもの?	72

第5章　足活ケア

25	座り姿勢改善のコツ〜腰にクッションを当てる〜	74
26	タコ・ウオノメのケア〜アーチ（つちふまず）別〜	76
27	正しい爪の切り方	78
28	巻き爪ケア	80
29	ふくらはぎマッサージ・足上げ	82
30	足全体の保湿	84
Column5	1日にどのくらい歩くのが理想?	86

チェックリスト	87
硬性立体インソールの効果	88
足の健康診断の普及へ	90
100歳まで歩ける社会をつくるために	92
おわりに	93

本書は、東京新聞「新聞を人生のパートナーに　100年時代」面に2023年4月から10月まで連載された「100歳まで歩くための足活」に加筆、再編集したものです。

100歳まで歩くために
足活を1つずつ
身に付けていきましょう!

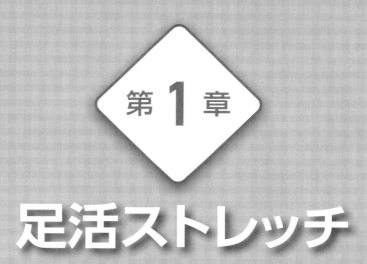

第1章

足活ストレッチ

アキレス腱(腓腹筋)ストレッチ

効果 足の痛みを予防する

さまざまな足トラブルの予防や治療に有効なストレッチです。アキレス腱ストレッチでふくらはぎを柔軟にしておきましょう!

左右
1回ずつ
3セット

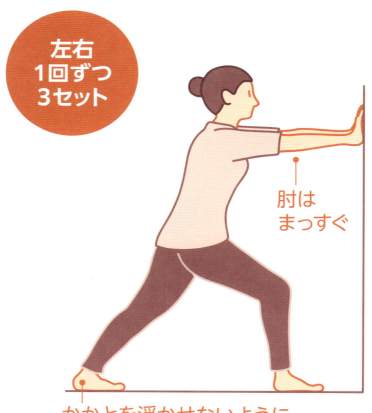

肘はまっすぐ

かかとを浮かせないように

① 壁に向かって気をつけの姿勢で立ち、顔と体を起こし、手は壁につく

② 片足を後ろに1歩引く。かかとを床につけ、つま先はまっすぐに

③ 前のひざをゆっくり曲げ、ふくらはぎとアキレス腱がやや突っ張る程度の状態で20秒キープ

ここに注意 反動をつけず無理のない範囲で

セルフCHECK アキレス腱の硬さ

足を肩幅に開いてまっすぐ立ち、かかとを床から離さないようにしゃがむ。できない場合はアキレス腱が硬い可能性が高い

アキレス腱が硬いと…

指の付け根への負担も大きくなり、外反母趾などの変形や痛みの原因になることもある

前屈ひざ伸ばしストレッチ

効果 身体が柔らかくなる

ひざを曲げて前屈してからひざを伸ばすと太ももの裏が緩みやすく、簡単に前屈がしやすくなります。太もも裏を柔らかくしてバランス能力を高めましょう！

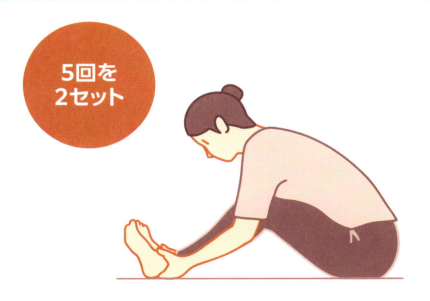

5回を2セット

1 ひざをやや曲げた状態で座り、両手でくるぶしを下からつかむ

② おなかをなるべく太ももに近づけ、ひざを伸ばしてして5秒キープ。お尻を片方ずつ後ろに移動するとひざを伸ばしやすい

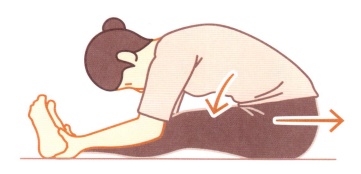

かかとは
動かさない

お尻で歩くように
後ろに移動する

ここに注意　ゆっくり呼吸をしながら行う。痛みのない範囲で少しずつ伸ばせるようにする

セルフCHECK 太もも裏の硬さ

両足を前に出して座り、ひざを曲げずに前屈する。女性はかかと裏、男性はつま先に指が届くか確認する。届かないと太ももの裏が硬い可能性が高い

太もも裏が硬いと…

腰痛やひざの痛みが出やすい。大股で歩けず、運動時にケガをしやすい

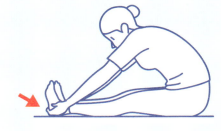

第1章　足活ストレッチ

3 前後開脚ストレッチ

効果 大股で歩ける

両足と胴体をつなぐ股関節は、歩く上でとても重要な関節です。股関節がよく伸びるようにストレッチして、大股で歩けるようにしましょう！

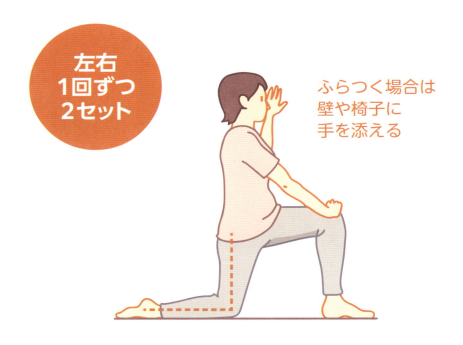

左右
1回ずつ
2セット

ふらつく場合は
壁や椅子に
手を添える

① 足を前後に大きく開き、後ろのひざを床につける

2 背筋を伸ばしたまま、上半身を前に押し出して、前方のひざ側に少しひねる

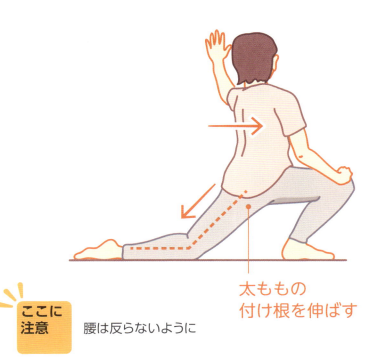

太ももの付け根を伸ばす

ここに注意 腰は反らないように

セルフCHECK 股関節の硬さ

あおむけになり、片方のひざを両手で抱える。胸に引き寄せた時に反対のひざが曲がると、ひざが曲がる方の股関節が硬い可能性あり

股関節が硬いと…
歩幅が小さくなり、ひざや腰に負担がかかる

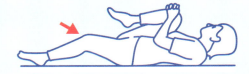

第1章 足活ストレッチ

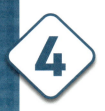

足首まわし

効果 足が動きやすくなる

足は片足で24個もの筋肉がついています。足の筋肉は体を支え続け、靴や靴下の中で固まりがちです。足をまんべんなくほぐし、動きやすくましょう！ 足周りのだるさが軽減し、足が軽く感じられますよ。

左右1回ずつ1セット

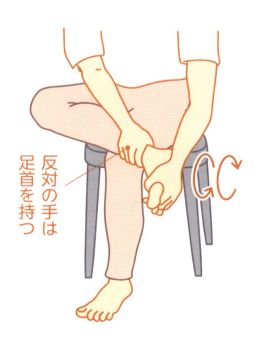

反対の手は足首を持つ

① 椅子に座り、右足を左足のひざに乗せる

❷ 右足のすべての足指の間に左手の指を軽く入れる

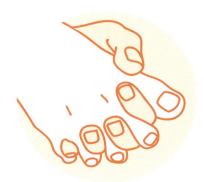

❸ 足首を支点に小指側から 10 周、ゆっくり大きく回す。足首を反らす時は指も反らし、足を曲げる時は指も曲げる。次に反対回りで同様に 10 周回す

ここに注意 指が痛む場合は、足先を包むように持って回してもよい

第1章 足活ストレッチ

🖐 セルフCHECK　足首をスムーズに回せるか

足首をできるだけ大きな円を描くように、時計回り・反時計回りに動かす。動きの悪い所は筋肉がこっている可能性あり

筋肉がこっていると…

身体の動きや地面に合わせて足が柔軟に対応できず、バランス能力が落ちる

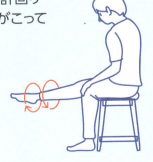

25

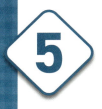

足指ほぐし

効果 指が動きやすくなる

足指は靴の先端で圧迫されがちです。足指をほぐして動きやすくしましょう！足指の変形予防や血行改善につながります。指先が軽く感じられますよ。

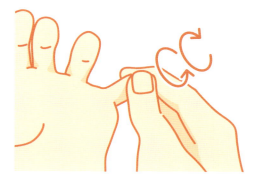

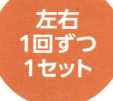

左右
1回ずつ
1セット

① 足指回し
骨を軸にして、付け根から回す（各指10回）

ここに注意　痛みのない範囲で行う

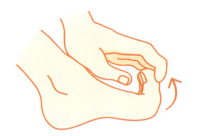

② 足指ストレッチ
甲側と裏側に、付け根の関節から曲げて、3秒間伸ばす

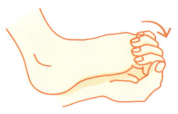

③ 足指引っ張り
指の付け根から指先へ、滑らせるように引っ張る。指先に血液を送るように（各指1回）

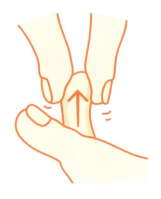

セルフCHECK 小指の向き

小指の爪が外を向き、指先が薬指側に曲がっていると内反小趾の可能性あり

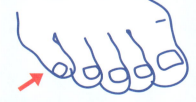

内反小趾で指が動きにくいと…

小指側に体重をかけにくくなり、バランス能力が低下する

第1章 足活ストレッチ

大胸筋ストレッチ

効果 胸が開き、まっすぐ立てる

長時間のパソコン作業やスマホ操作は、胸の筋肉が凝り固まり、肩が前方内側に入り込む「巻き肩」になりやすいです。肩の位置を整え、前に体重がかかりすぎないようにしましょう！

左右1回ずつ2セット

❶ 壁の横に立ち、肩の高さで肘と手のひらをつける

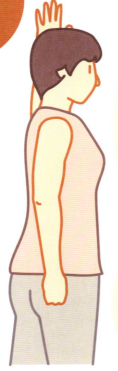

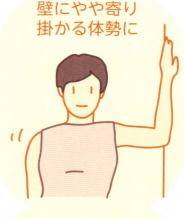

壁にやや寄り掛かる体勢に

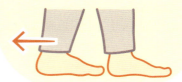

壁側の足を後ろにひいて、前後に開く

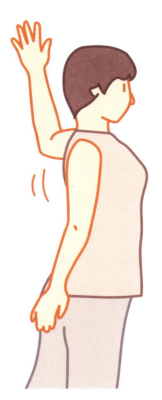

② 上半身を少し前に出して胸を張り、10秒間キープ。肩甲骨を背骨に近づけるよう意識する

ここに注意 無理せず痛みのない範囲で行う

👆 セルフCHECK まっすぐ立ったときの手の甲の向き

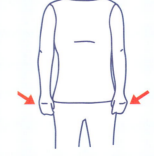

立ったときに、手の甲が正面から大きく見えていると、巻き肩の可能性あり

巻き肩だと…

前に体重がかかり、足指を踏ん張りがちになる

第1章 足活ストレッチ

子どもの足が特に大事な理由

　足の病気の予防は、子どもの頃が特に大事です。生活習慣病の予防なら、年齢に関係なくよい生活習慣を取り入れると一定の効果がありますが、一方で、人の骨格は20歳までに完成します。そのため筋骨格が発達する時期にその成長を阻害してしまうと、一生の負債になってしまいます。足の場合は、アーチが発達する15歳頃までが特に重要です。

　足の成長を促すためには、足に合ったよい靴を履くことや、必要に応じて硬性立体インソールを使うことが大事です。例えば、すぐ足が大きくなるからといって大きめの靴を履かせたり、成長に気づかずにキツい靴を履かせていたり、デザイン性で選んだブーツやローファーなどの足に悪い靴を履かせるとよくありません。

　実は日本の学校で昔からよく履かれている「ゴム製の上履き」も足によくないです。靴ひもがなく、靴底やかかと部分が柔らかく、足を支える機能が低いからです。ゴムに締め付けられてゆびを動かしにくく、サイズが合っていなくても無理やり履けるのもよくありません。学校は足によくない指定靴をなくし、親は子どもに合ったよい靴を選んであげてほしいと思います。

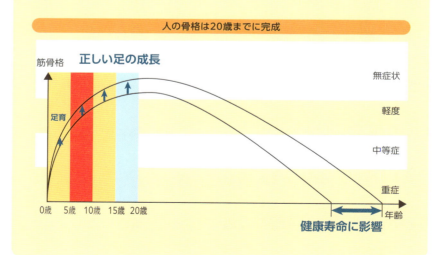

足活トレーニング

かかと上げ

効果 足のだるさやむくみが軽減する

第二の心臓とも呼ばれるふくらはぎを鍛えましょう！
足がむくみにくくなり、スムーズに歩けて病気知らずです。

10回を2セット

① 壁やテーブルに軽く手を添え、足を肩幅に広げて立つ

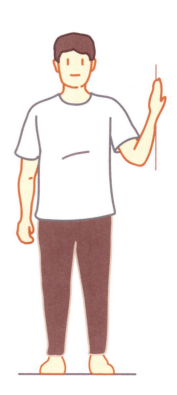

②両足のかかとをまっすぐ上げ下げする。
バランスを崩さない程度にかかとを上げる

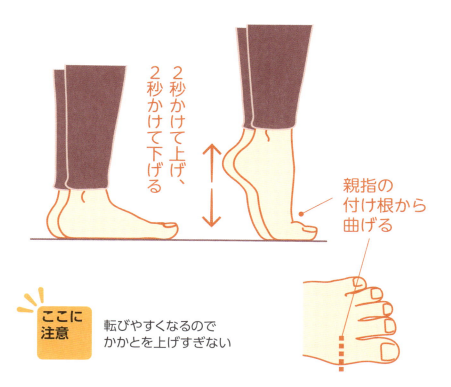

2秒かけて上げ、2秒かけて下げる

親指の付け根から曲げる

ここに注意 転びやすくなるのでかかとを上げすぎない

🗨️セルフCHECK つま先立ちができるか

壁やテーブルに手を添え、つま先立ちを行う。3秒以上保てないと、ふくらはぎの筋力が弱い可能性が高い

ふくらはぎの筋力が弱いと…

歩幅が小さくなり、歩く速度が落ちる

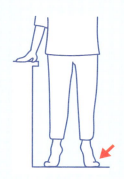

アーチ筋トレーニング

効果 つちふまずの形が改善する

つちふまずに沿う足のアーチ状の構造は、体の土台になっています。アーチの崩れた扁平足は病気の原因になります。後脛骨筋（こうけいこつきん）など足のアーチをつくる筋肉を鍛えましょう！

① 椅子に座り、両足を肩幅に開く。小指側を床に着けたまま、親指側を浮かせる

② 小指側を床に着けたまま、親指側を浮かせる

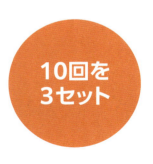

10回を
3セット

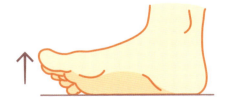

③ かかとを軸にして、足先を内側に入れる

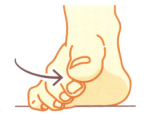

アーチにしっかり
力を入れる

4 ③のまま、かかとを支点にしてワイパーのように動かす。床が滑りにくい場合はタオルなどを敷くとよい

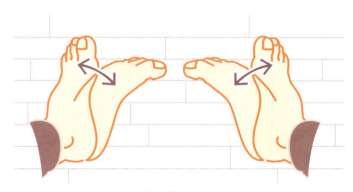

片足ずつでも可

 ここに注意 痛みのない範囲で行う

セルフCHECK　つちふまずの高さ

椅子に座り、足に体重を加え、図のように指を入れる。真上から見て、第1関節が隠れないとつちふまずが低い可能性あり

つちふまずが低いと…

ふらつきやすい。衝撃を吸収しきれず足が痛みやすい

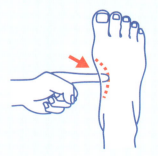

足指ジャンケン

効果 指の変形を防ぎ、足が安定する

外反母趾や扁平足の改善、予防のためには足のアーチ（つちふまず）を保つ筋肉を鍛えましょう！ 足指もほぐせます。

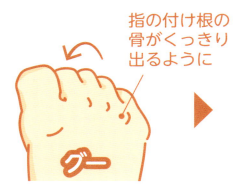

指の付け根の骨がくっきり出るように

グー

5本の指をしっかり丸める

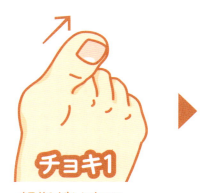

チョキ1

親指だけ立て、残りの指は丸める

左右10セットずつ1セット

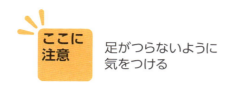

ここに注意 足がつらないように気をつける

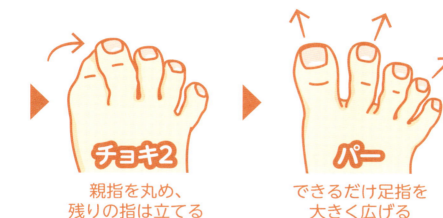

チョキ2 親指を丸め、残りの指は立てる

パー できるだけ足指を大きく広げる

セルフCHECK 親指の骨の曲がり

親指が「くの字」に20度以上曲がっていると、外反母趾の可能性あり

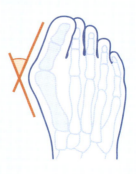

外反母趾になると…

靴と当たり、指が痛む。巻き爪、タコ・ウオノメ、ひざ痛や腰痛の原因に。進行すると指が重なる

第2章 足活トレーニング

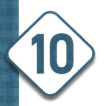

10 足の振り子エクササイズ

効果 スムーズに歩ける

近年の医学研究により、大股で歩けるかどうかで健康寿命が変わると分かってきました。足の振り子運動で滑らかに動くようにし、大股で歩けるようにしましょう！

1. 壁の横に真っすぐに立ち、壁側の手を壁に添え、反対の手は腰骨に当てる

2. 手を当てた側の足を真っすぐ後ろに引く

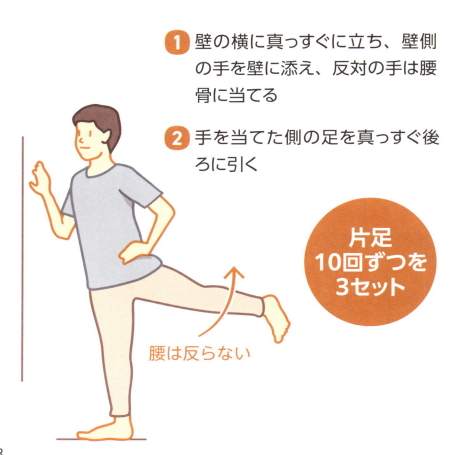

腰は反らない

片足10回ずつを3セット

❸ ②の足を振り子のように前に振る

足首は 90 度

ここに注意 転ばないように必ず壁や手すり、椅子を利用する

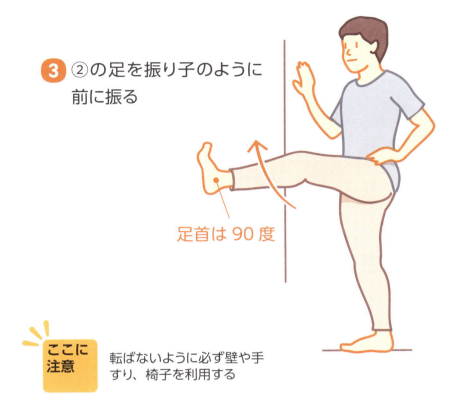

🖐 セルフCHECK　2 ステップテスト

できるだけ大股で2歩歩き、長さを計測。2回行い、よい方を採用する

歩幅が短いと…

2 歩分の歩幅が身長の 1.3 倍よりも短いと、筋力やバランス能力が低下している。短いほど要介護に至るリスクが高い

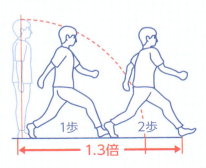

第2章　足活トレーニング

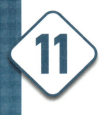

11 スクワット

効果 身体が楽に動く

太ももの筋肉は身体の中で一番太く、立ち歩くために重要な筋肉です。スクワットで太ももやお尻といった下半身の筋肉をまんべんなく鍛えましょう！

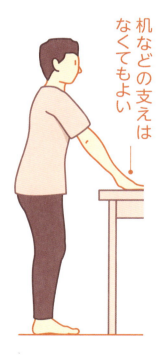

10回を3セット

1 肩幅より少し広めに立ち、つま先はやや外に向ける

❷ イスに腰かけるように、お尻を後ろに引いて体を下に沈める

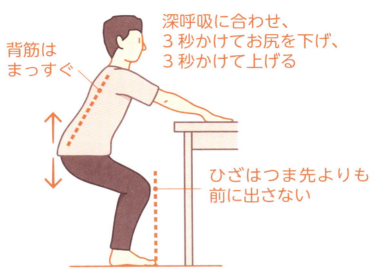

背筋はまっすぐ

深呼吸に合わせ、3秒かけてお尻を下げ、3秒かけて上げる

ひざはつま先よりも前に出さない

ここに注意　痛みや医師などから行わないよう指示がある場合は行わない

👆セルフCHECK 片足で立ち上がれるか

高さ40cmほどの台に、両腕を組んで座る。片足を上げたまま反動をつけずに立ち上がり、そのまま3秒間キープする

立ち上がれないと…

うまくできない場合、下半身の筋力やバランス力が落ちている可能性が高い

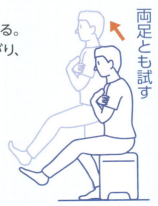

両足とも試す

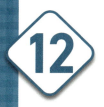

片足立ち

効果 身体が安定する

片足立ちができる人は転びにくく、健康寿命が伸び、長生きしやすいと研究で報告されています。1分間、片足立ちをできるようになりましょう！

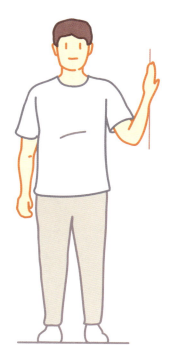

1 まっすぐに立ち、壁などに手をつく

左右
1回ずつ
3セット

❷ 片足を床につかない程度に上げ、1分間キープ

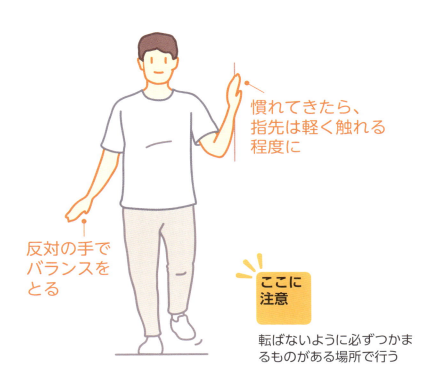

慣れてきたら、指先は軽く触れる程度に

反対の手でバランスをとる

ここに注意
転ばないように必ずつかまるものがある場所で行う

🖐 セルフCHECK 両目を開けて片足立ち

支えなしで立ち、片足を前方に5cm程度浮かせる。軸足が動いたり、浮かせた足が床や軸足に触れたりせずに、目標1分間キープ。

15秒未満だと…

バランス力が低く、
転倒やケガのリスクが高い

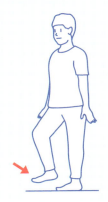

指のあいだのパッドは効果がある？

Column ❷

　外反母趾が悪化して指の重なりが気になる方は多くいます。親指が曲がると、2番目の指を圧迫して痛むことがあります。そのため、指同士が当たったり、重ならないようにする目的で指の間にパッドを入れるとよい場合があります。

　しかし外反母趾の主な根本原因である足のアーチの崩れには効果がないため、進行を予防する効果は期待できません。足のアーチが崩れると、親指の付け根の骨が外にずれてしまいます。その状態で歩くと、蹴り出す時に指先につく腱に引っ張られ、親指がくの字に曲がる力がかかります。これを何十年と繰り返すことで外反母趾は悪化するのです。多くの方が50-60歳台に負担が積み重なって関節の支えが破綻し、ぐっと外反母趾が進みます。

　外反母趾の進行の予防や症状の改善のためには、足のアーチを保つことが最も重要です。手術に至らないようにするためにも、足のアーチを保つ足活をおすすめします。

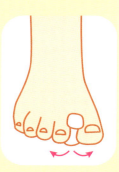

指のあいだのパッドはあくまで対症療法

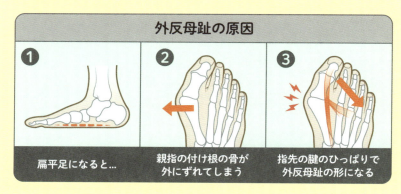

外反母趾の原因
❶ 扁平足になると…
❷ 親指の付け根の骨が外にずれてしまう
❸ 指先の腱のひっぱりで外反母趾の形になる

第3章
足活ウォーク

13 姿勢改善のコツ①
～上を向いてからあごを引く～

効果 猫背が改善する

歩いているときも立っているときも、ふとした瞬間に上を向くだけで猫背をリセットできます。時々上を向いて、きれいな姿勢を保つようにしましょう！

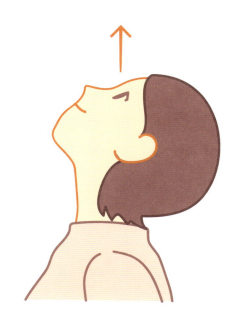

❶ 一度真上を見る

❷ 前を向き直しながら、頭全体を後ろに引く。首の後ろをまっすぐ上に伸ばすイメージ。目線を高くする

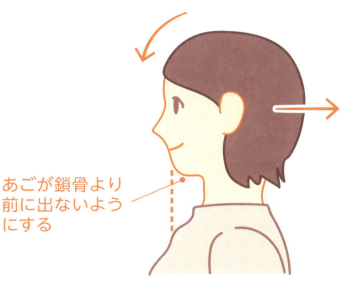

あごが鎖骨より前に出ないようにする

ここに注意 無理せず痛みのない範囲で行う

👉 セルフCHECK 壁立ち姿勢

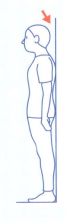

かかとと背中を壁に付けてまっすぐに立つ。頭が壁についていない状態だと、あご出し猫背の可能性がある

あご出し猫背だと…

ひざや足指が曲がり、関節が硬くなる

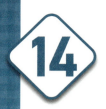

14 姿勢改善のコツ②
〜一度足指を上げる〜

効果 まっすぐ立てる

無意識のうちに多くの人が少し前にかがみがち。足指を上げると前傾姿勢をリセットできます。立った時に一度足指を上げ、まっすぐな姿勢を保ちましょう！

❶ ★の3点を床に着けて立ち、足指だけを上げる

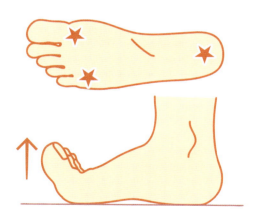

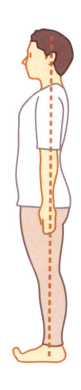

❷ まっすぐに立つ姿勢でいる感覚を覚える

③ そのままの姿勢で足指を下ろす

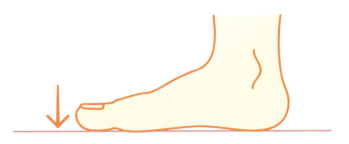

 ここに注意 誤ってかかとだけで立つと転びやすいので注意

セルフCHECK 足指で踏ん張ってないか

自然に立ったときに地面をつかむように足指が曲がっていると、身体が前に傾いている可能性が高い

身体が傾いていると…

バランスを保つ余力がなく、ふらつきやすい

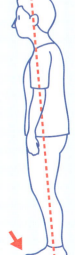

きれいに歩くコツ①
～腰をひねる～

効果 速く歩ける

歩く速度が遅い人は要介護になりやすく、平均寿命が短いと分かっています。歩き方を見直し、速くてきれいな歩き方を身につけましょう！

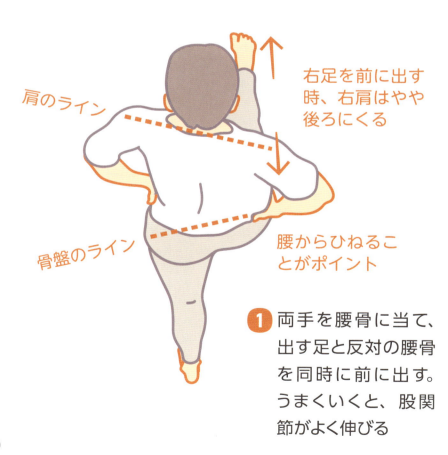

肩のライン

右足を前に出す時、右肩はやや後ろにくる

骨盤のライン

腰からひねることがポイント

❶ 両手を腰骨に当て、出す足と反対の腰骨を同時に前に出す。うまくいくと、股関節がよく伸びる

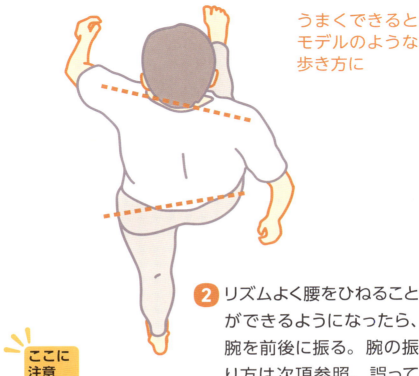

うまくできると
モデルのような
歩き方に

2 リズムよく腰をひねることができるようになったら、腕を前後に振る。腕の振り方は次項参照。誤って同側の手足が同時に前に出ないように気をつける

ここに注意

広い場所で、動きを確かめながら行う

セルフCHECK　股関節の伸び

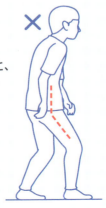

腰や膝が曲がり、ペタペタと踏むように歩いていると、股関節が伸びていない可能性が高い

股関節が伸びていないと…

歩幅が小さくなり、歩く速度が遅くなる

第3章　足活ウォーク

16 きれいに歩くコツ②
〜腕の振り方〜

効果 背筋が伸びる

歩く時は腕を後ろに引くと自然と前にも振れます。また腕と体の隙間をなくしてまっすぐ引きましょう！肩甲骨もよく動き、姿勢が整います。

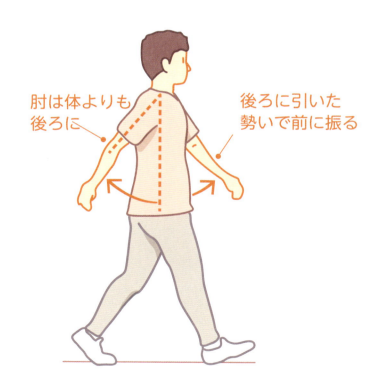

肘は体よりも後ろに

後ろに引いた勢いで前に振る

腕の角度が約 40 度になるように後ろに引く

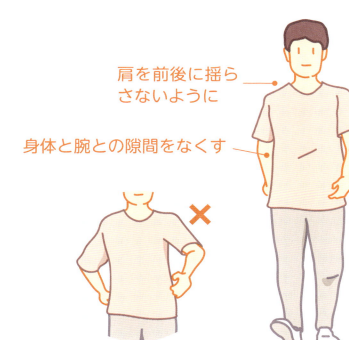

肩を前後に揺らさないように

身体と腕との隙間をなくす

ここに注意 前に振りすぎないように

セルフCHECK 腕の振り方

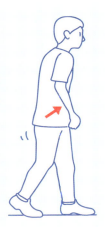

腕を後ろに振って歩けているか確認する。腕をあまり振らなかったり、前方ばかりに振っていたりするのはNG

腕の振り方が悪いと…

巻き肩（両肩が前に出た状態）がくせになり、姿勢が悪くなる

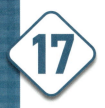

きれいに歩くコツ③
～つま先はやや外にする～

効果 動作が安定する

歩く時や階段の上り下りでは、つま先をやや外向きにした方がお尻の筋肉を使え、身体が安定します。普段からつま先をやや外側に開いて歩きましょう！

❶ 両かかとを付けて立ち、つま先（靴の先端）の間を指4本分あける

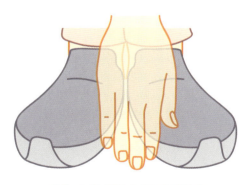

開く角度は7度程度

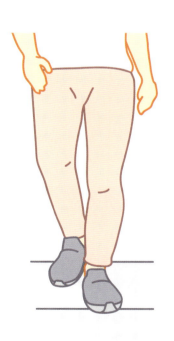

❷ 角度を保ったまま歩く。階段でも同じ角度に

ここに注意 向きを変えると歩きにくさが続く場合は無理して変えなくてよい

🐾 セルフCHECK 靴底のすり減り方

長く履いた靴底を見て、すり減り方がどの図に近いか確認する

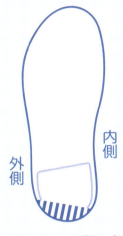

望ましい減り方

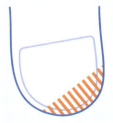

内側が減っていると…

内股の可能性が高い。お尻の筋肉が落ちる

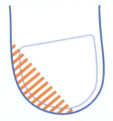

大きく外側が減っていると…

ガニ股の可能性が高い。筋肉のバランスが崩れる

第3章 足活ウォーク

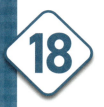

きれいに歩くコツ④
〜ひざを伸ばす〜

効果 歩幅が伸びる

歩く時は、かかとから着地することで、足の機能を生かせスムーズに歩けます。後ろのひざを伸ばして、大股で歩きましょう！

地面に接する足は、体重を乗せてから離すまで、ひざを曲げないようにする

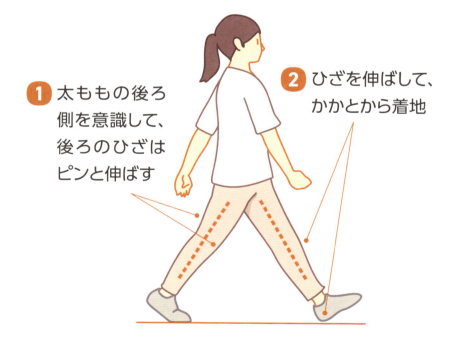

1 太ももの後ろ側を意識して、後ろのひざはピンと伸ばす

2 ひざを伸ばして、かかとから着地

片足だけが地面についている時間が長いと、うまく歩けている

ここに注意 意識しすぎて下半身が硬い歩き方にならないよう、普段の歩き方に適度に取り入れる

セルフCHECK 着地の仕方

歩くときにかかとではなく、つま先で着地するのはNG。ひざが曲がりやすくなり、ドスドスと歩いているように見える

つま先から着地すると…

歩くたびにひざに負担がかかり、姿勢も悪くなる

第3章 足活ウォーク

モデルのような歩き方はよい？

　ランウェイを歩くようなトップモデルは、普段の歩き方もとても綺麗です。実際に私がトップモデルの歩き方を解析させていただいた際には、左右の揺れがほとんどなく、驚くほど一定のリズムの広い歩幅で歩いていました。トップモデルは特に腰のひねりが上手くできていることが多いです。股関節をよく伸ばし、大股で歩いた方が綺麗に服も見せられるのでしょう。

　ウォーキングレッスンでも、モデルになったつもりで堂々と歩くように参加者にお伝えすると、より綺麗に歩けるようになることが多いです。ぜひモデルのような歩き方を意識してみてください。

　ただトップモデルがランウェイを歩く場合は、服を引き立てるために腕を振らないことや、足を交差させて歩くことがあります。健康的に歩くためには腕を振り、一本線上の両側を歩くようにしましょう。左右の足同士の間隔が広すぎると前への推進力が落ちますが、狭すぎると転びやすいため、8～10cmほどの間隔を空けて歩くようにします。

一本線上の両側を歩くイメージ

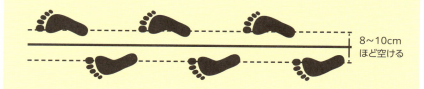

8～10cm ほど空ける

足活シューズ

19 足に良い靴の選び方①
～足を横から支える～

効果 足が安定する

靴は縁の下の力持ち。身体の土台である足を支えてくれています。靴で健康寿命が変わると言っても過言ではありません。足に良い靴を選びましょう！

① かかと部分がテニスボールくらいの硬さのもの
足を着く時に一番大事なかかとやつちふまずの倒れをサポートしてくれ、外反母趾や扁平足の予防になる

② しっかり結べるひも靴
丸ひもよりもしっかり結べる平ひもがおすすめ。脱ぎ履きしやすいゴムひもを使用する場合は、伸びきる前に買い替えを

③ スニーカータイプの靴
ヒールの高い靴は時と所と場合を限っての使用がおすすめ

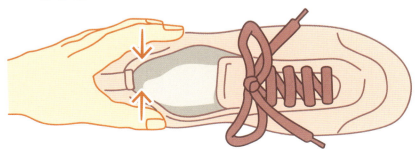

ここに注意 ファスナー付きのひも靴を履く場合は、基本的にファスナーの上げ下げのみでOK。履いているうちにひもが緩むので時々締め直す

セルフCHECK 靴のかかと部分の硬さ

靴のかかと部分の両側を手でつかむ。半円形の芯材が入っていないと、簡単につぶれてしまう

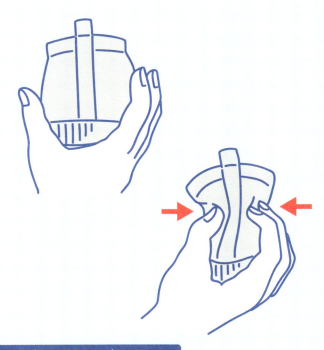

かかと部分が柔らかすぎると…

かかとの骨が左右に倒れやすく、つちふまずが下がり、身体のバランスを崩しやすい

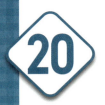

足に良い靴の選び方②
〜足を下から守る〜

効果 前に進みやすくなる

足の健康を下から守ってくれる靴底をチェックしましょう！蹴り出す時に指の付け根の関節と同じ位置で曲がる靴がおすすめです。

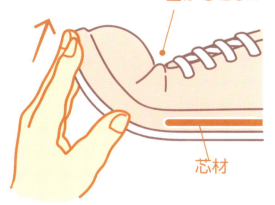

指の付け根だけ曲がるとよい

芯材

① 中央からかかと部分にかけて、芯材が入っているか確認する。指の付け根を曲げやすく、前に進みやすくなる

② 靴底のねじれが少ないと、足が安定しやすくなる

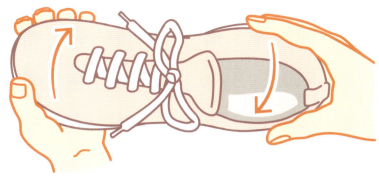

ここに注意 通常利用の場合、厚底靴はスムーズに足を曲げ伸ばししにくいためあまり足によくない

セルフCHECK 靴底の硬さ

靴の両端を図のように曲げる。容易に曲がる場合は、芯材が靴底の中央からかかと部分に入っていない

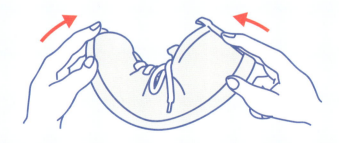

靴底が柔らかすぎると…

靴が曲がったり、ねじれたりして不安定になり、足が疲れやすい

21 足サイズの計測

効果 足に合う靴で歩きやすくなる

サイズが合っていない靴はサポート機能が落ちて歩きにくく、外反母趾など足のゆがみを招きます。足のサイズは変わるので、定期的に確認しましょう！

❶ 足長(そくちょう)を測る
一番長い指と、かかとの後端を結ぶ最長の長さ

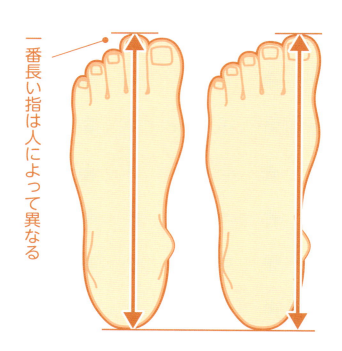

一番長い指は人によって異なる

❷ 足囲を測る

親指と小指の付け根の骨の出っ張りにメジャーを巻いた周囲の長さ

❶と❷をもとに、靴店で相談して選ぶ

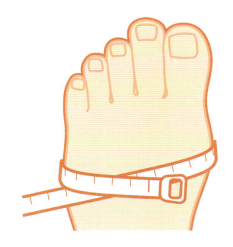

①②とも立って計測する。自分で計測が難しい場合は靴店に相談を

👆セルフCHECK 中敷きのサイズ

自分の靴から外した中敷きに乗る。指がはみ出さず、つま先のゆとりが一番長い指から1～1.5cm程度でないと合っていない

サイズが合っていないと…

中敷き＝靴が大きいと前にすべり、小さいと指を動かせず、足がゆがむ

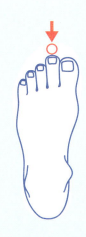

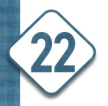

正しい靴の履き方

効果 足が動きやすくなる

正しい靴の履き方をすると、足を支える靴の機能が発揮されます。足のゆがみを防ぎ、足の病気を起こしにくくします。靴を履く時は毎回ひもを結びましょう！

❶ ひもやベルトを甲のあたりまで緩めて足を入れる

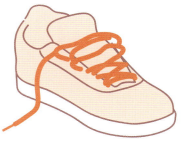

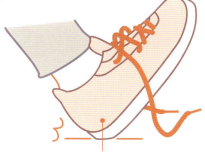

❷ かかとを軽く1回「トン！」

かかとを靴の後ろに合わせる

③ つま先を上げた状態で、足の甲の真ん中から足首に向かって順番にひもやベルトを締め直す。かかと部分がフィットして靴の機能が発揮されやすくなる

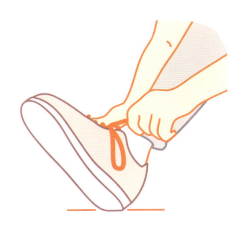

ここに注意 ひもをきつく締めすぎて、足首に痛みが出ないように

セルフCHECK　普段の靴の履き方

脱ぎ履きが面倒だからと、靴ひもがゆるいままで履くのは NG。
履く時のつま先トントンも NG

ゆるい靴で歩くと…

かかと部分がフィットせず不安定に。外反母趾や扁平足、足の痛みの原因に

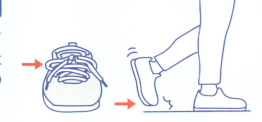

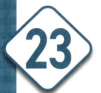

硬性立体インソールの利用

効果 足の骨格が整う

扁平足など足のゆがみにおすすめの対処法が硬性立体インソールです。かんたんに足のゆがみを整えたい場合は硬性立体インソールを試しましょう！

硬性立体インソール

- 足の専門病院でも使用される最先端の対処法

- 硬く立体的な形状のため、骨格を整える機能が高い

- 足が倒れないようにしっかり支え、足から身体のゆがみを整える

- 足に合わせて最適な形状のものを作ることがおすすめ

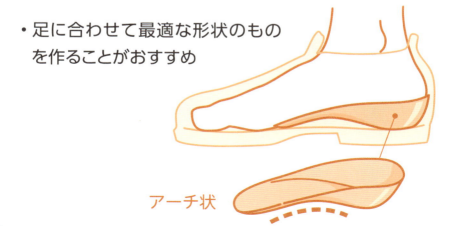

アーチ状

ここに注意 靴サイズはそのままで、既存の中敷きと入れ替えて使用する

✓ セルフCHECK 足が内側に倒れていないか

立った状態で足ゆびを上げ下げする。下げた時に真上から見て、足が内側に 1.5cm（人差し指1本分）以上倒れていると、扁平足の可能性が高い

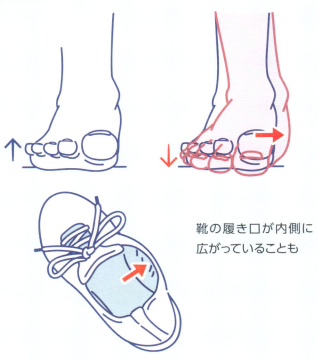

靴の履き口が内側に広がっていることも

足が内側に倒れていると…

足腰の痛みの根本原因になる。関節変形に至り、健康寿命を縮める

第4章 足活シューズ

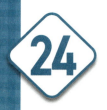

インソール入り室内履きの利用

効果 足のよい状態が長続きする

靴にインソールを入れると足が楽になる人は、長時間の利用で効果が高まります。室内でも活用しましょう！特に足やひざに痛みやしびれのある人におすすめです。

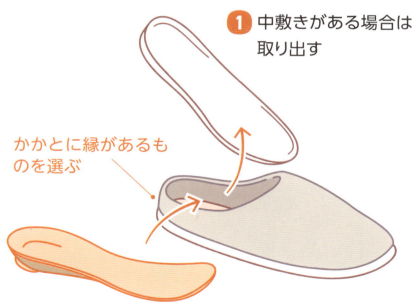

1 中敷きがある場合は取り出す

かかとに縁があるものを選ぶ

2 硬性立体インソールを入れる
屋外用靴に入れてもよい

- 接地時の衝撃を吸収しやすく、足やひざの痛み、しびれに効果的。足のよくない状態を作らないことで症状が改善しやすくなる

- 硬性立体インソールが手に入りにくい場合は中敷き付きのスリッパがおすすめ

ここに注意 特に症状がなければ、はだしでもよい

セルフCHECK 足にトラブルがあるのに、はだしで歩いていないか

症状がある場合はスリッパ利用が望ましい。足やひざに痛みやしびれのある人、外反母趾などの人が、はだしで歩くのはNG

はだしで歩くと…

症状の原因である物理的負担が蓄積して治りにくい。足のゆがみが進行しやすい

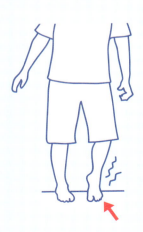

インソールは履き続けるもの？

　硬性立体インソールは履き続ける必要があります。大人の場合、硬性立体インソールを履くことで少し扁平足が改善することはありますが、治ることは稀です。メガネと同じですね。視力が落ちるとメガネをかけ続けるように、骨格が崩れると硬性立体インソールを履き続ける必要があります。

　またオーダーメイドの硬性立体インソールは、靴より値段が高いと驚く方がいます。これもメガネに例えると分かりやすく、靴がフレームで、インソールがレンズのようなものです。視力を矯正するレンズは眼科や専門店で適切に合わせてよいものを買うように、骨格を補整するインソールも病院や専門店で適切に合わせます。

　硬性立体インソールは、似た靴であれば入れ替えて使用できます。足は靴の中で数mm動きますが、硬性立体インソールは足にフィットし一緒に靴の中で動きます。耐久年数は、毎日1時間程度の歩行で1年半から2年ほどで、軟らかいインソールよりへたりにくいのも特徴です。

メガネと同様に、インソールで骨格を整え続ける

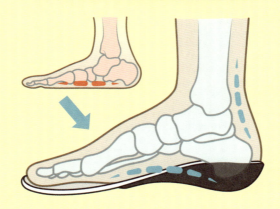

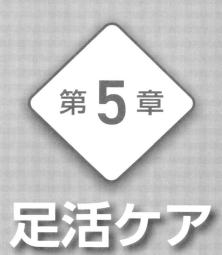

足活ケア

25 座り姿勢改善のコツ
～腰にクッションを当てる～

効果 座り姿勢が整う

座る時に、腰にクッションを当てましょう！後ろから腰を支えてくれ、楽に背筋を伸ばせます。座る環境を整えて猫背を予防することで、足への負担もかかりにくくなります。

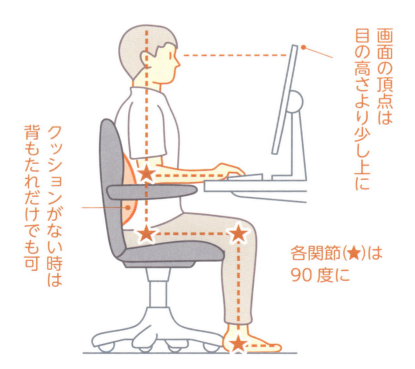

① 腰にクッションを当てる

② 深く座り、クッションが腰に当たるように調節

③ 椅子をしっかり引く

④ 肘を机や肘掛けに置く

ここに注意 机や椅子の高さやサイズが合っていない場合は買い替え検討を

👍セルフCHECK　椅子の座り方

椅子に座った時に背もたれを使っていなかったり、
背中が丸くなっていると猫背の疑いあり

猫背が癖になると…

立った時にひざが曲がってしまう

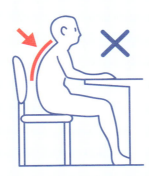
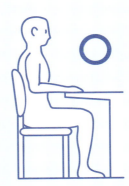

第5章　足活ケア

75

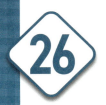

タコ・ウオノメのケア
〜アーチ（つちふまず）別〜

効果 タコ・ウオノメができにくくなる

物理的な負担が1カ所に強くかかり、皮膚が厚くなるのがタコ・ウオノメ。できる位置で足のタイプを判断できます。足のタイプに合わせてケアしましょう！

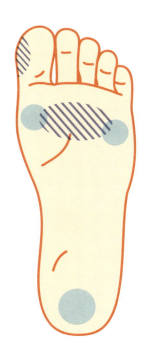

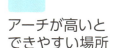
アーチが高いと
できやすい場所

アーチが低いと
できやすい場所

ここに注意 タコ・ウオノメは医療機関等で適切に削れば、一時的には痛みがなくなる

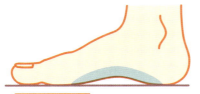

アーチが高い人の場合

原因 衝撃吸収力の低下

- クッション性のある靴やインソールを履く
- 市販のシリコンパッドを敷く
- 厚めの靴下を履く
- 屋内ではスリッパを使う

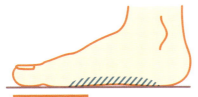

アーチが低い人の場合

原因 アーチの崩れ

- サポート力の高い靴やインソールを履く

セルフCHECK タコ・ウオノメができていない?

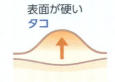

表面が硬い
タコ

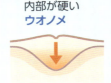

内部が硬い
ウオノメ

タコ・ウオノメを放置すると…

大きさや痛みが悪化。悪い歩き方になり、足腰が痛くなることも

第5章 足活ケア

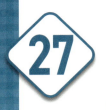

27 正しい爪の切り方

効果 爪をきれいに保つ

足の爪は、手の爪と違い、丸く切るのはよくないです。足の爪には体重がかかるため、爪が皮膚に食い込みます。図のように正しく切りましょう！

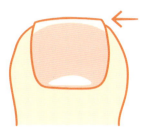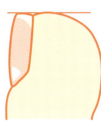

❶ まず、指の先端と同じ高さになるようにまっすぐ切る。

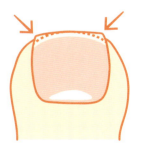

❷ とがった角を爪ヤスリなどで丸く削る

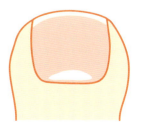

❸ 完了。「スクエアカット」と呼ばれます

> **ここに注意** 爪が皮膚に食い込んで痛い場合は医療機関受診を

セルフCHECK　普段の足の爪の切り方

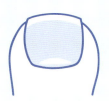

指先から出ている

長すぎると…

靴の先端に爪が当たり、圧迫されて変形しやすい

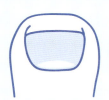

指先より短い

短すぎると…

地面を蹴る時につま先の皮膚が盛り上がり、爪がまっすぐ伸びず変形しやすい

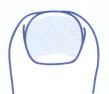

丸く切っている

丸く切ってしまうと…

爪が皮膚に食い込み、炎症や痛みを起こしやすい

28 巻き爪ケア

効果 指先の痛みを予防する

扁平足や外反母趾があると足指が傾き、爪に床から圧がかからず、巻き爪になりやすいです。巻き爪ケアで痛みを予防し、かばった歩き方をしないようにしましょう！

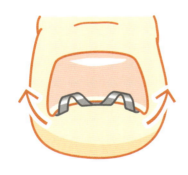

市販の専用ワイヤーやクリップで矯正する
爪が皮膚に刺さりにくくなるため、痛みがある時や予防にもおすすめ

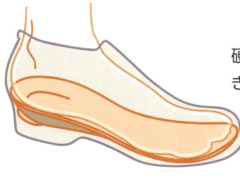

硬性立体インソールも巻き爪の予防に効果的

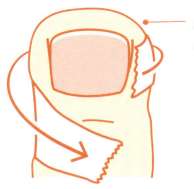

爪が皮膚に刺さらないようになるまで続ける

痛みがある時は爪から皮膚を引き離すようにテーピングも行う

第5章 足活ケア

ここに注意 改善しない、うまくケアできない場合は無理はせず、皮膚科やフットケアサロンへ

👆セルフCHECK 爪の両端の状態

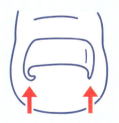

90度以上曲がっていたり、巻いていると…

巻き爪の可能性が高い。爪が皮膚に刺さりやすく、陥入爪(かんにゅうそう)になりやすい

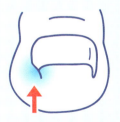

爪が皮膚に食い込んで腫れや痛みがあると…

陥入爪の可能性あり。歩けないほど痛むこともある

81

29 ふくらはぎマッサージ・足上げ

効果 むくみが軽くなる

足のむくみを放置すると、足に血液がたまり静脈の逆流防止弁が壊れて血管が浮き出る下肢静脈瘤に至ることも。マッサージや足上げでむくみを軽減しましょう！

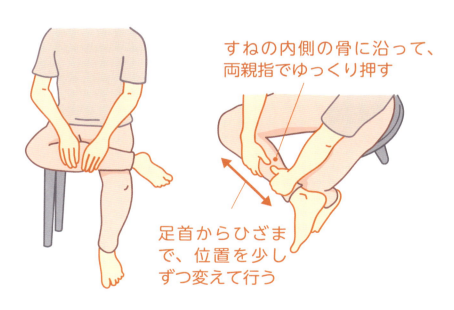

すねの内側の骨に沿って、両親指でゆっくり押す

足首からひざまで、位置を少しずつ変えて行う

① 椅子に座り、片足を反対の足のひざに乗せ、ふくらはぎの筋肉を両手でしっかりつかんでもむ。痛気持ちいい程度の強さで3秒かけて押し、3秒かけて戻す。片足5分程度

❷ 寝た状態で壁に足を上げて休む

10分程度など、足のだるさを感じた時や長時間歩いたあとにおすすめ。足の高さは少し上げるだけでも OK

ここに注意 むくみや下肢静脈瘤の改善・予防には弾性ストッキングもおすすめ。明らかな症状がある場合は医療機関受診を

足先をぶらぶらさせてもよい

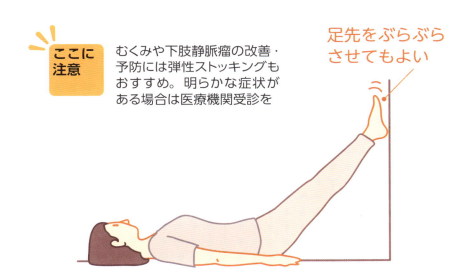

セルフCHECK 足の血管が浮き出ていないか

ふくらはぎ付近の血管が浮き出たり（①）放射状に見える（②）、足がつりやすい、重だるいといった症状がある場合は下肢静脈瘤の可能性あり

下肢静脈瘤を放置すると…

足の不快感や皮膚の黒ずみ、湿疹が出る。血液循環が悪くなり、足が疲れやすくなる

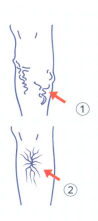

第5章 足活ケア

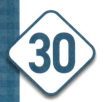

足全体の保湿

効果 皮膚の弾力を保つ

皮脂腺がない足裏やかかと、皮脂腺が少ないすねは乾燥しがち。足全体を保湿して皮膚の弾力を保ちましょう！感染症予防にもなります。

保湿ケアの方法

① 指先をよく洗う
40℃程度のお湯で10～15分ほど入浴。厚い角質が柔らかくなる。指の間を開いて洗い、水気をよく拭き取る

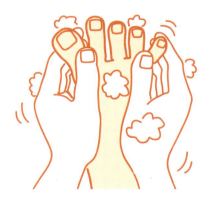

角質を削る場合は目の細かいかかと用やすりを使う。入浴後のきれいで少し湿った状態で削りすぎない程度に

② 保湿剤を塗る
染み込ませるようにひざ下からつま先まで塗る。爪も忘れずに

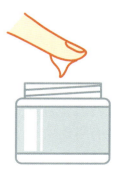

❸ ラップで覆う

保湿成分が角質に浸透しやすくなる。保湿状態に合わせて、週1回〜月1回などの頻度で行う

30分〜
1時間程度

ここに注意
数日で改善しなければ水虫などの可能性もあるため皮膚科受診を
できてしまった角質を削る場合は目の細かいかかと用やすりを使う。入浴後のきれいで少し湿った状態で、削りすぎない程度に

セルフCHECK すねやかかとが乾燥していないか

ゴワゴワとした肌触りや、白っぽい粉状の皮むけがあると乾燥している

乾燥していると…

かかとがひび割れていると柔軟性が落ちてクッション性が減り、身体への負担が大きくなる。血液循環が悪くなり、足が疲れやすくなる

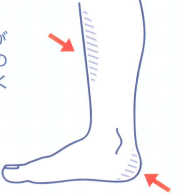

第5章 足活ケア

1日にどのくらい歩くのが理想？

1日に歩く歩数の目標は、60歳未満なら1万歩、60歳以上なら8000歩が目安です。ただし年齢や目安にこだわらず、沢山歩けるなら歩いた方がよいと私は考えています。歩いた分だけ歩くための筋力が鍛えられるからです。足腰の筋力を維持・増強することで、より長く歩き続けられます。

歩くときのポイント

- 綺麗に歩く
- 足環境を整え、トラブルを起きにくくする
- 痛みのない範囲で歩く

要するに歩くことで害が生じなければ、歩く方がよいということです。逆に言えば、下記のような人は歩くことで害が生じるため、目標の歩数を適度に減らします。

無理に歩かない方がよい人

- ふらつきやすく、転びやすい
- 変形性関節症など筋骨格の病気がある
- 手術や大きなケガをしたことがある
- よい姿勢を保てない
- 肥満度が高い

上記に当てはまる人は、転倒予防、病気の悪化予防、痛みの予防のため、歩くのはほどほどにしましょう。運動したいのに歩くと痛みが出る人は、プールでのウォーキングやポールを使ったウォーキングがおすすめです。関節に負担をかけずに運動できます。

チェックリスト

1. 足活ストレッチ
- ☐ アキレス腱、太もも裏、股関節は柔らかくなったか
- ☐ 足首や指先はほぐれているか
- ☐ まっすぐ立つと手の甲の向きは横か

2. 足活トレーニング
- ☐ 高さ 40cm の台から片足で立ち上げれるか
- ☐ 1 分間片足立ちができるか
- ☐ 大股 2 歩で身長の 1.3 倍より長く歩けるか

3. 足活ウォーク
- ☐ 普段からまっすぐ立っているか
- ☐ 大股で歩いているか
- ☐ つま先は少し外で、腕を後ろに振っているか

4. 足活シューズ
- ☐ 自分の足に合ったよい靴を履いているか
- ☐ 毎回靴ひもを結んでいるか
- ☐ 必要に応じてインソールやスリッパを利用しているか

5. 足活ケア
- ☐ よい座り姿勢を維持しやすい環境ができているか
- ☐ 正しい爪の切り方ができているか
- ☐ 足の保湿やむくみ対策ができているか

硬性立体インソールの効果

　インソールは大きく分けると、軟性で平坦なインソールと硬性立体インソールがあります。軟性で平坦なインソールは、おもに足の代わりに衝撃を和らげる機能が高く、変形しきった重症な方に効果的です。硬性立体インソールは硬く立体的に作られるため、足のゆがみを整える機能が高いのが特徴です。手で触ると硬いですが、自分本来の足の骨格に近づくため、足を乗せると柔らかく感じられます。

　硬性立体インソールは足病医学が発展している欧米で普及していますが、日本では普及していません。日本には硬性立体インソールを作れる人が極めて少ないのです。そこで私たちは全国どこでも足に合った硬性立体インソールが手に入るようにと、足の写真だけでつくれる3Dプリンタ製の硬性立体インソールを開発しました。

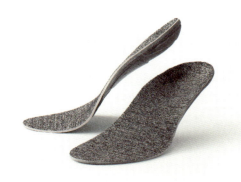

硬性立体インソール

硬性立体インソールは、靴の中に敷くことで誰もが毎日続けられるため、自然とよい姿勢や歩き方が続きます。これまで3000人以上が使用し、変形性ひざ関節症などのひざの痛みが平均44%軽減したという研究結果が臨床雑誌「整形外科」で報告されています。下図は扁平足患者が硬性立体インソールを履いたときのレントゲンで分かる変化です。着用時には扁平足度合いを表すレントゲンの角度がほぼ正常まで改善しています。ストレッチなどだけでなく、インソールを試すのも選択肢に入れると良いでしょう。

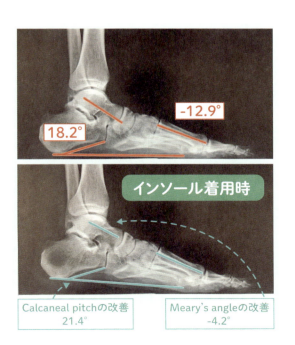

足の健康診断の普及へ

　私たちは足の健康診断（足健診）を日本に普及させたいと考えています。足の健康診断とは、簡単に言えば、足をチェックし、アドバイスするものです。足健診は、足の問題の早期発見・早期治療に役立ちます。約80年前に歯科検診が普及したように、足健診はいずれ社会の常識になると私は確信しています。足を診て、適切な治療などの改善策を施すことで、より健康でいられるからです。誰もが足健診を受けるべきだと強く思います。

　例えば、生活習慣病の健診がないと無症状の糖尿病に気づかず、発症した時には寿命が縮まっていることがあるのと同じです。足健診がないと、無症状の足の問題に気付かず、足やひざの病気を発症した時には健康寿命が縮まっていることがあります。

　足健診は全世代に有用です。例えば子どもであれば、足のアーチが成長する過程を正しく評価し、子どもの足に合った靴やインソールを適切に使うことで足の成長を促せます。大人であれば、足が疲れやすい、むくみやすい、時々ひざが痛むといった軽い症状があった時に原因に気づくことができれば、将来的な病気やケガの予防に役立ちます。高齢者であれば、加齢に伴ってゆがみが出やすい分改善効果が高く、バランス能力の向上などにより介護予防に直結しやすいです。実は私は扁平足なのですが、小学生の頃に誰かがそのことを教えてくれ、よい「足環境」が整えられていたらと思うと、悔しくてなりません。

そんな思いから立ち上げた私の会社では、足の専門家が評価した足健診結果を紙で渡せるシステムを提供しています。全国各地の医療機関や自治体、企業と連携して実施しています。その場で個別のアドバイスを行うほか、必要な方には医療機関の受診をおすすめし、病気の進行を防いだり、他の痛みにつながらないようにしています。今後は足健診の実施回数を増やし、実施エリアを広めていきます。また足の3Dデータを用いた自動解析システムを開発しており、完成すれば全国どこでも簡単に足健診を受けられるようになります。

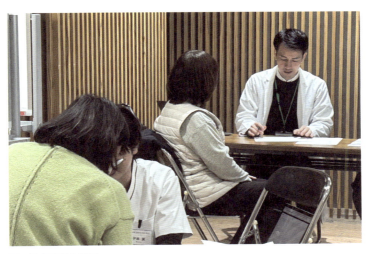

足の健康診断の様子

100歳まで歩ける社会をつくるために

　普通に暮らしているだけで、子どもから高齢者まで誰もが自分らしく歩き、豊かに過ごせている、そんな世界だったらいいと思いませんか。そのために私たちはまず硬性立体インソールと足の健康診断を全国に届けようと活動しています。その次に、全身の筋骨格健診を普及させ、全身の筋骨格系疾患の診断と予防を行う整形内科AIを作る計画もあります。

　私たちは医療者である強みを活かし、医学的なエビデンス（証拠）を出すことで最も早く社会を変えられると考えています。そこで私たちはこの10年でエビデンスに基づくインソールと足の健康診断を全国に届け、100歳まで歩ける社会をつくりたいと考え、活動しているのです。

　ただし、日本は介護問題や人口減少など大きな課題を抱えています。その中で素早く足の大切さを広めるには私たちの力だけでは足りません。もし力を貸してくださる方がいましたら、ぜひご協力ください。ともに100歳まで歩ける社会をつくりましょう。

おわりに

　最後までお読みいただき、ありがとうございました。長く生きるためには生活習慣病の予防が大事ですが、いつまでもしっかり歩くためには足腰の痛みなどの筋骨格の病気の予防が大事です。

　筋骨格の病気の多くは、日々の物理的な負担が蓄積して起こります。日々の物理的な負担の軽減には、ストレッチ、トレーニング、正しい姿勢や歩き方、靴環境の調整、足のケアなどの継続が大事です。続けないと効果はありません。

　情報があふれて、何が正しいのか分かりづらい中、私たちは100歳まで歩くために本当に大切な情報を集めてきました。その中でもこれだけは知ってほしい！ というエッセンスがこの30の足活なので、ぜひ続けてみてください。

　健康はコントロールするものです。理想の健康状態でないといけないわけではなく、変化する状況やご自身の健康状態に合わせて、コントロールできる力を身につけることが大事です。できることから少しずつ良い健康習慣や足活を身につけていきましょう！ 靴やインソールによる足の環境改善も合わせると、続けやすくておすすめです。

　読者のみなさまが、いつまでも自分らしく、日々を楽しんで暮らせることを心から願います。

岡部大地

謝　辞

本書の執筆にあたり、ジャパンヘルスケアの伊藤翼さん、若林一志さん、内田直生さん、山本哲也さん、根津憲継さんにアドバイスの提供を、中山直哉さんにデザインの提供を頂きました。またその他たくさんの方々に支えられて本書の執筆に至りました。心より感謝いたします。

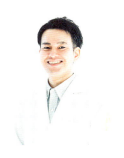

岡部大地
（おかべ・だいち）

1986年奈良県生まれ、2012年三重大学医学部を卒業。ジャパンヘルスケア代表取締役医師・医学博士／千葉大学予防医学センタープロジェクト研究員／下北沢病院足病総合センター非常勤医師。足に合わせて3Dプリンタでつくる硬性立体インソールを医療機関や一般に提供中。エビデンスに基づくインソールと足の健康診断を全国に届けることで、100歳まで歩ける社会を目指す。

かんたんBEST足活30
100歳まで歩くために

2024年8月31日　初版発行
2024年12月27日　第2刷発行

著　者　　岡部大地
発行者　　岩岡千景
発行所　　東京新聞
　　　　　〒100-8505
　　　　　東京都千代田区内幸町2-1-4
　　　　　中日新聞東京本社
　　　　　電話［編集］　03-6910-2521
　　　　　　　［営業］　03-6910-2527
　　　　　FAX　　　　03-3595-4831
装　丁　　竹田壮一朗（TAKEDASO. Design）
本文組　　竹田壮一朗（TAKEDASO. Design）
イラスト　高橋達郎（東京新聞　編集局新聞開発室）
印刷・製本　　シナノ パブリッシング プレス
©2024 Daichi Okabe Printed in Japan
定価はカバーに表示してあります。乱丁・落丁本はお取りかえします。
ISBN978-4-8083-1101-8　C2077

本書のコピー、スキャン、デジタル化等の無断複製は著作権法上での例外を除き禁じられています。本書を代行業者等の第三者に依頼してスキャンやデジタル化することは、たとえ個人や家庭内での利用でも著作権法違反です。